BEI GRIN MACHT SICH IHR WISSEN BEZAHLT

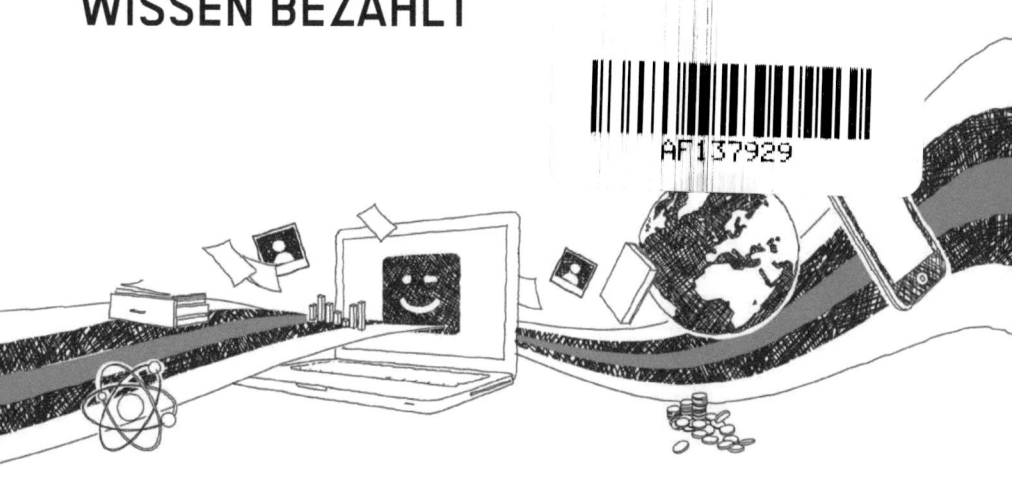

- Wir veröffentlichen Ihre Hausarbeit, Bachelor- und Masterarbeit

- Ihr eigenes eBook und Buch - weltweit in allen wichtigen Shops

- Verdienen Sie an jedem Verkauf

Jetzt bei www.GRIN.com hochladen und kostenlos publizieren

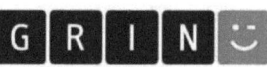

Neue MDK Prüfungen in der Pflege

Maurice Maaß

GRIN ☺

Bibliografische Information der Deutschen Nationalbibliothek:

Die Deutsche Nationalbibliothek verzeichnet diese Publikation in der
Deutschen Nationalbibliografie; detaillierte bibliografische Daten sind
im Internet über http://dnb.d-nb.de abrufbar.

ISBN: 9783346675118
Dieses Buch ist auch als E-Book erhältlich.

© GRIN Publishing GmbH
Nymphenburger Straße 86
80636 München

Druck und Bindung: Books on Demand GmbH, Norderstedt Germany
Gedruckt auf säurefreiem Papier aus verantwortungsvollen Quellen

Das Buch bei GRIN: https://www.grin.com/document/1245595

Neue MDK Prüfungen in der Pflege

Inhaltsverzeichnis

Abbildungsverzeichnis [optional in Hausarbeiten]

1 Einleitung

In dieser Arbeit werden die Medizinischen Dienste der Krankenkassen (MDK) betrachtet. Das Prüfungsinstrument der MDK bearbeitet konkret die Frage, inwiefern das Prüfungsinstrument des MDK die Qualität und dabei insbesondere die Ergebnisqualität von Pflegeeinrichtungen tatsächlich beurteilt beziehungsweise beurteilen kann. Die Untersuchung der Ergebnisse der Leistungen von MDK ist insofern wichtig, da es nicht ausreichend wissenschaftlich untersucht wurde, um allgemein gültige Sachverhalte und Zusammenhänge generalisiert ausdrücken zu können (Görres et al. 2008:3-5, Siefert 2019:20). Um laut Görres (2008:3-7) eine fundierte Aussage für eine Beurteilung von Ergebnisqualität in der Pflege treffen zu können bedarf es demnach pflegeintensiver Outcomes. Die meisten Instrumente unter anderen auch das MDK, orientieren sich jedoch vorwiegend an klinisch-medizinischen Parametern, die oftmals nur bedingt in der Pflege vorkommen, wodurch das Erfassen und Bewerten einiger Parameter nicht oder lediglich sehr eingeschränkt benutzt werden kann. Dies liegt vor allem ebenfalls daran, dass Zielgruppen und das gesamte Setting in den Pflegeheimen oftmals nicht in die allgemeinen Bewertungsmuster passen. Das bislang größte Hindernis der MDK-Prüfung in Pflegeheimen ist demnach, dass vergleichende, großflächig angelegte und methodisch anspruchsvolle empirische Forschung zur Wirksamkeit von Qualitätssicherungsmaßnahmen, insbesondere zum Outcome der Pflege, fehlen. Der Prüfkatalog der MDK entspricht des Weiteren nicht in ausreichender Form und Ausführung der Pflegewissenschaft, wodurch zahlreiche Gütekriterien nicht berücksichtigt werden können. Dies ist der verheerendste Nachteil der derzeitigen Prüfinstrumente. Die Qualität in der Pflege richtet sich vor allem nach den Ergebnissen. Die Frage nach der Qualität ist in zahlreichen Branchen eines der wichtigsten Messinstrumente, wodurch vor allem die Qualitätsverbesserung eine führende Rolle einnimmt (Sperl 1996:9-13).

Ziel dieser Arbeit ist es demnach Lösungen für die oben genannten Hindernisse und Probleme zu finden und Indikatoren, Instrumente und Bewertungen herauszufinden, die der Pflegewissenschaften entsprechen und fundiertere und allgemeinere Aussagen über MDK-Prüfungen in der Pflege treffen zu können.

2 Qualitätssicherung und -management

2.1 Notwendigkeit einer Qualitätssicherung

Grundsätzlich folgt das Qualitätsmanagement in der Pflege den Konzepten der übrigen Bereiche der Gesundheitsversorgung. Hier wie dort werden Qualitätsanforderungen maßgeblich von der Profession entwickelt und mithilfe verschiedener Instrumente Qualitätsverbesserungen verfolgt. Besonderheiten in der Pflege betreffen vor allem die gesetzliche Verbindlichkeit der zurzeit vorliegenden sieben sogenannten Expertenstandards und die seit 2009 durchgeführten und veröffentlichten externen Qualitätsprüfungen. Erste Ergebnisse dieser Qualitätsprüfungen bescheinigen eine durchschnittlich gute Qualität der stationären Pflegeeinrichtungen und ambulanten Pflegedienste. Gleichzeitig wurde jedoch ein großer Weiterentwicklungsbedarf sowohl bei den Qualitätskriterien als auch bei der Bewertungssystematik deutlich. Hierzu findet aktuell eine kontroverse Diskussion zwischen Pflegewissenschaften, Leistungserbringern und Kostenträgern statt (Geraedts et al. 2011:185-189).

Demnach ist es wichtig Rahmenbedingungen und Charakteristiken zu definieren, die es in der Pflege zu implementieren gilt, die die Qualitätssteigerung gewährleisten. Im Rahmen einer Perspektivwerkstatt des Zentrums für Pflege (ZQP) wurde demnach eine neue Ordnung für die Qualitätsdiskussion anhand getrennt zu betrachtender und zu diskutierender Bereiche initiiert und vorgeschlagen (Eggert 2013:4-11, Büscher 2013:17-22).

Ziele dieser Implementierung sollen vor allem die Qualität professionellen Pflegehandels sein. Das bedeutet, dass sich eine Schärfung des fachlichen Profils der ambulanten Pflege hinsichtlich einer zukünftigen Aufgabe, die sich aus einem erweiterten Verständnis des neuen Begriffs der Pflegebedürftigkeit ergibt und sich daraus eine neue Grundlage mit besserer Qualität und Erweiterung des derzeit eingeschränkten und begrenzten Leistungsspektrum ergibt. Zusätzlich gilt es das Ausmaß und die Inhalte ambulanter Pflege kommunikativ auszuhandeln und sich darüber zu verständigen, wie sich angesichts der oftmals unterschiedlichen Vorstellungen der Angehörigen eines betrachteten Pflegehaushaltes und der Mitarbeiter eines professionellen Pflegedienstes vereinen lassen. Infolgedessen ist es wichtig eine partizipative Aushandlung und Vereinbarung von Zielen und Maßnahmen in Hilfeplänen festzulegen. Zwar liegt die letztendliche Entscheidung über das Verfahren bei dem Betroffenen Patienten und den Angehörigen, jedoch obliegt dem professionellen Pflegedienst die Aufgabe, die aus fachlicher Perspektive wichtigen Aspekte aufzuzeigen und ein dementsprechendes Unterstützungsangebot zu unterbreiten und somit eine Entscheidungsstütze zu liefern. Daran anknüpfend ist die individuelle Pflegebedürftigkeit und Teilhabe als Ausgangspunkt zur Einschätzung der Pflegequalität unabdinglich. Diese Aspekte verweisen darauf, in Zukunft die Qualität der Pflege nicht lediglich institutionell zu betrachten, sondern ebenfalls zahlreiche Aspekte der individuellen Situation des zu betrachteten pflegebedürftigen Menschen mit berücksichtigen zu können, Veränderungen zu erfassen und demnach zu überprüfen. Ziel dabei ist es vor allem einzuschätzen, ob Veränderungen die Konsequenz fortschreitender Krankheitsprozesse, individueller Entscheidungen oder unzureichender professioneller Versorgung sein könnte.

Objektive und subjektive Parameter der Lebensqualität sind Aspekte des Wohlbefindens und der Sicherheit. Diese haben eine entscheidende Bedeutung, wenn es um die subjektive Wahrnehmung der Qualität der Versorgung geht. Die Sicherstellung dieser Aspekte ist eine Aufgabe, die einige Herausforderungen mit sich bringen kann, die über externe Qualitätsprüfungen nur bedingt sichergestellt werden kann. Die lokale Infrastruktur dient der Lebensqualität pflegebedürftiger Menschen und kann in keinem Fall separat von ihrer lokalen Umwelt betrachtet und beurteilt werden. Sie ist in einem äußerst hohen Maße von der Umwelt bestimmt, wodurch demnach Fragen des Lebens mit Pflegebedürftigkeit und der häuslichen Qualität und Versorgung auf der lokalen und kommunalpolitischen Agenda sein sollten (Büscher und Krebs 2018:3-8)

2.2 Grundlagen der Qualitätssicherung und -entwicklung

Die Qualitätsentwicklung setzt eine bestimmte Entwicklung der Profession voraus. Insbesondere die Pflege befindet sich in einer Übergangsphase von einem Stadium der traditionellen Helferberufe hin zu einer modernen Gesundheitsprofession (Fischer et al. 2000:80-84, Hensen 2019:32-34). In der Pflege gibt es ein erhebliches Missverständnis zwischen der Qualitätssicherung und deren Umsetzung. Untersuchungen zur Umsetzung in der Pflege zeigen vor allem, dass das Unwissen zu Unsicherheiten und Skepsis führen, sodass deren Wirkung oftmals stark eingeschränkt werden (Fischer et al. 2000:80-84, Ewers 1996:96-102).

Makro	Gesellschaftspolitischer Einflussbereich

	systemgestaltendes Handeln
Strukturqualität:	z.B. Anzahl der Krankenhäuser, Pflegeheime und Pflegedienste
Prozessqualität:	z.B. Aktivitäten der Arbeitsgemeinschaft zur Förderung der Qualitätssicherung
Ergebnisqualität:	Gesundheitszustand und Zufriedenheit der pflegebedürftigen Bevölkerung

Meso	Pflegeorganisationen und ihr unmittelbarer Einflussbereich

	organisatorisches Handeln
Strukturqualität:	z.B. personale Struktur
Prozessqualität:	z.B. Entwicklung eines Unternehmensleitbildes
Ergebnisqualität:	Gesundheitszustand und Zufriedenheit der Pflegebedürftigen einer Institution

Mikro	Pflegepersonal und ihr unmittelbarer Einflussbereich

	personales Handeln
Strukturqualität:	z.B. Qualifikationsanforderungen
Prozessqualität:	z.B. Nutzung eines Dokumentationssystems
Ergebnisqualität:	Gesundheitszustand und Zufriedenheit eines Pflegebedürftigen

Abbildung 1: Ansatz und Maßnahmen zur Qualitätssicherung in der Pflege

Quelle: modifiziert nach Ewers (1996)

Qualitätssicherung in der Pflege basieren auf verschiedenen Handlungsebenen und Zuständigkeitsbereichen wie in Abbildung 2 dargestellt wird. Professionelle Pflege ist vor allem im Krankenhaus eingebettet und ist ein Teil eines Prozesses in der gesundheitlichen Versorgung. Sie ist Teil einer wechselseitigen professionenübergreifenden Kontrolle im Sinne einer Qualitätssicherung. Laut der Abbildung 2 gehört das Pflegepersonal und ihr unmittelbarer Einflussbereich zur Mikroebene und wird in drei elementare Bereiche untergliedert. (Fischer et al. 2000:80-82).

Die Strukturqualität ist grundsätzlich die Beschreibung der Rahmenbedingungen, die für die medizinische Versorgung im Einzelfall gegeben sind und die zur Produkterstellung notwendigen Fähigkeiten der Institutionen verstanden werden. Demnach beinhaltet die Strukturqualität insbesondere dabei die relativen stabilen Charakteristika der eingesetzten personellen als auch die materiellen Ressourcen, die dem Leistungsanbieter zur Verfügung stehen. Unter den personellen Ressourcen lassen sich vor allem die

Kenntnisse, Fähigkeiten, Kompetenzen, Qualifikationen sowie der Aus-, Weiter- und Fortbildungsstand des Personals subsumieren. Des Weiteren sind auch die organisatorischen und finanziellen Gegebenheiten, z. B. Arbeitskonzepte und rechtliche/vertragliche Bestimmungen, unter denen sich der medizinische Versorgungsprozess vollzieht, gemeint (Sperl 1996:141, Hensen 2019:32).

Die Prozessqualität bezieht sich auf die Art und Weise wie gewisse Leistungen erbracht und beschrieben werden. Somit wird die Gesamtheit aller Aktivitäten einbezogen, die im Verlauf der tatsächlichen Erstellung des Produkts vollzogen werden. Demnach werden alle ärztlichen, pflegerischen und administrativen Tätigkeiten, die sowohl direkt als auch indirekt in den Versorgungsprozess mit einfließen, berücksichtigt. Sie beinhaltet die Durchführung von Beratungen, den Ablauf der medizinischen Versorgung, die Handhabung von Pflegestandards und Vorschriften, das Aufnahmeverfahren, die Betreuungsplanung und -umsetzung sowie sämtliche Wartezeiten (Sperl 1996:142, Hensen 2019:33).

Die Ergebnisqualität beinhaltet die Veränderungen den gegenwärtigen und zukünftigen Gesundheitszustand, die der vorausgegangenen gesamten medizinischen Handlungskette zugeschrieben werden können. Oftmals wird die Ergebnisqualität von dem Patienten bewertet. Dabei fließen vor allem die Zufriedenheit und die Lebensqualität in das Ergebnis mit ein und die Qualität bewerten zu können. Jedoch ist ebenfalls der Grad der Zielerreichung und die Einhaltung von Zielvereinbarung dienen in vielen Unternehmen auch als Erfolg bezeichnet werden. Zusätzlich können weitere Kriterien wie zum Beispiel die Zunahme an wahrgenommenen Ressourcen mit in die Ergebnisqualität einfließen (Sperl 1996:142, Hensen 2019:34).

2.3 PDCA-Zyklus als Instrument der Qualitätssicherung

Plan-Do-Check-Act (PDCA)-Zyklus ist ein Instrument, um ein umfassendes Qualitätsverständnis zu initiieren. Laut Lobinger et al. (2013:6-10) hat Deming in der Mitte des 20. Jahrhunderts den Deming-Kreis entwickelt und etabliert.

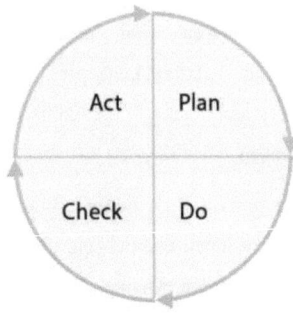

Abbildung 2: Deming-Kreis
Quelle: Lobinger et al. (2013:9)

Diese Herangehensweise besagt, dass in jeder Organisation und Einrichtung, die eine qualitätsrelevante Tätigkeit verübt wird wie zum Beispiel in einem Pflegeheim, zuerst geplant werden muss. Anschließend wird die Umsetzung vollzogen und geprüft. Falls notwendig werden Verbesserungen vorgenommen.

Bei der Analyse des PDCA-Kreises ist es vor allem in erster Linie wichtig, dass eine Ist-Analyse durchgeführt wird, da jedes Unternehmen und jede Strukturabweichung in einer Einrichtung zu einem unterschiedlichen Status quo führen. Demnach dient die Ist-Analyse der Stärken und Schwächen Abschätzung, wodurch der Fokus vor allem auf den Schwächen liegt, um Prozessketten und Abläufe optimieren zu können. Zielsetzung ist es dabei vorrangig die Schwachstellen und Hindernisse zu umgehen oder zu verringern. Somit dient der PDCA-Kreis insbesondere dazu, Verbesserungsmaßnahmen zu identifizieren (Hensen 2019:86-88).

3 Fallbeispiel

3.1 Ausgangslage

Sowohl international als auch national hat das Thema der Messung der Qualität vor allem auch in der Pflege stark zugenommen und hat dadurch auch Aufmerksamkeit von der breiten Masse der Öffentlichkeit bekommen. Dies ist ein Anfang zur Verbesserung diverser Mängel in der Durchführung und Prüfung von Qualitätsmerkmalen und Routinen.

In Deutschland ist somit das zweite Gesetz zur Stärkung der pflegerischen Versorgung und zur Änderung weiterer Vorschriften verfasst worden (Zweites Pflegestärkungsgesetz – PSG II) vom 21. Dezember 2015 durch § 113 SGB XI an die Vertragsparteien und weiteren Verantwortlichen übergeben worden. Dies beinhaltet ein Indikatorgestütztes Verfahren, dass die Messung und Darstellung von der Ergebnisqualität in der stationären Langzeitversorgung versucht besser und gezielter zu beschreiben, Mit Hilfe dieser neuen Indikatoren-Identifizierung soll es möglich gemacht werden, dass eine bessere Qualitätsberichterstattung ermöglicht werden kann. Demnach bezieht sich die Diskussion in Deutschland auf die Messung und Berichterstattung von Qualität in der Pflege auf das Vorhandensein und Anwenden ausgewählter und branchenspezifischer Indikatoren (Hasseler & Stemmer 2018:23-26).

Nach DiGiorgio et al. (2016:1011-1016) messen die derzeitig genutzten Indikatoren in der pflegerischen Versorgung jedoch lediglich adverse Ereignisse. Somit wird aus den daraus resultierenden Ergebnissen keine klare Schwächenanalyse herauskristallisiert. Aus den Ergebnissen wird demnach nicht unmittelbar deutlich, aus welchen Gründen und aus welchen darin enthaltenen Prozessen, Einflüsse etc., die Resultate erzielt, verfehlt oder nicht ausreichend erreicht werden. Ebenfalls kann aus diesen Ergebnissen nicht erkannt werden, welche Einflüsse diese verursacht haben könnten. Des Weiteren schaffen es die derzeitigen Indikatoren nicht, Indikatoren aus dem gesamten Prozess der Versorgung und Betreuung mit zu berücksichtigen. Diese umfassen entweder gar nicht oder zu gering wichtige Schritte der Pflege und konzentrieren sich zu einem großen Teil zu deutlich auf einem pflegefachlichen, medizinisch-naturwissenschaftlichen und ökonomischen Ansatz. Vor allem aus der aktuellen Literatur lässt sich erkennen, dass oftmals Indikatoren nicht berücksichtigt werden, die die Performanz in den Einrichtungen beeinflussen, wie zum Beispiel strukturelle wie die Finanzierung der Leistungen, sämtliche Qualifikationen des Personals oder organisationale Faktoren wie die Zufriedenheit und das Engagement des vorhandenen Personals. Das hauptsächliche Problem dieser Fehleinschätzung der bisherigen Indikatoren führt vor allem dazu, dass der Informationsgehalt der erhobenen Qualitätsergebnisse vor diesem Hintergrund zu gering sind oder zu falschen Erkenntnissen führen. Somit führt die Einbringung der Indikatoren zu einer falschen Interpretation der Ergebnisse und lässt keine deutlichen Rückschlüsse auf die Prozesse in der Pflege zu.

3.2 Theoretischer Hintergrund

Es ist unabdingbar eine Analyse, ohne einem theoretisch hinterlegten Modell zu Beurteilen. Demnach ist es von hoher Bedeutung, um einen Erklärungsrahmen für gewisse Zusammenhänge und Hintergründe von Qualität zu liefern, um Aussagen treffen zu können, die über die Wirksamkeit von Maßnahmen und Interventionen urteilen. Einer der größten Probleme ist dabei die Vernachlässigung systematischer Einflüsse auf Performanz der an der Versorgung beteiligten Berufsgruppen, wie beispielsweise systematische Einflüsse des sozialen Umfeldes, ökonomische, sozialrechtliche, pflegefachliche sowie medizinisch-naturwissenschaftliche Faktoren.

Nach den Erkenntnissen von Wan et al. (2010:6-9) betonen neben den systemischen Zusammenhängen in der Entwicklung und Erzeugung von Qualität insbesondere die Multidimensionalität von Qualität in der stationären Langzeitpflege und die Abhängigkeit nicht nur von medizinischen und pflegerischen Einflüssen, sondern auch von sozialen und umweltlichen Faktoren, die miteinander interagieren. Ihre Kritik am vor allem linearen Modell definieren Wan et al. wie folgt:

- Struktur-, Modell- und Prozessqualität sind nicht ausreichend in einen Zusammenhang gebracht

- Intra-organisationale Faktoren wie zum Beispiel Führungsstile, Führungspersonen oder Verwaltungsprozesse werden nicht angemessen berücksichtigt

- Die kontextualen Faktoren fließen nicht angemessen in das lineare Modell ein (wie beispielsweise die Einflüsse des Marktes auf die strukturellen Faktoren)

- Infrastrukturelle Faktoren werden bei den Analysen meisten gar nicht berücksichtigt

3.3 Methodische Vorgehensweise zur Ermittlung geeigneter Indikatoren in der Pflege

Aus den vorangegangenen Kapiteln wird deutliche, dass es demnach zur Folge hat geeignete Indikatoren zu finden, die die Qualität der Ergebnisberichte vervielfachen kann und diese sowohl transparenter als auch gezielter darstellen kann.

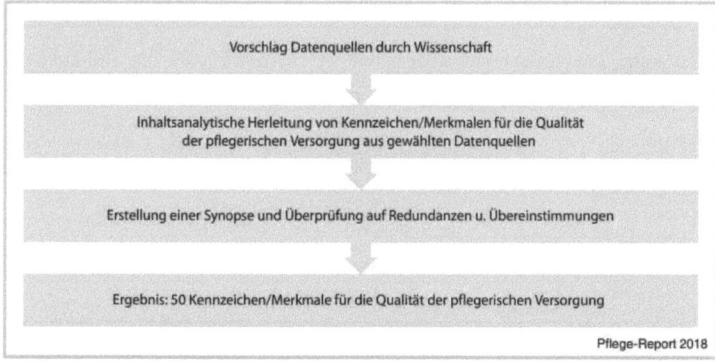

Abbildung 3: Ablauf inhaltlicher Herleitungen von Kennzeichen und Merkmalen für die Qualität in der Pflege

Quelle: Hasseler & Stemmer 2018:31

Abbildung 3 zeigt den Ablauf, der es ermöglicht treffende Indikatoren für die Bewertung mit einzufließen. Demnach sollte sich anfängliche auf aktuelle wissenschaftliche Studien gestützt werden, die eine fundierte Empfehlung in der Pflegebranche weiterleiten. Aus diesen Studien wird anschließend aufgrund von Redundanzen und Übereinstimmungen eine Erstellung einer Synopse getätigt. Zuletzt werden 50 Kennzeichen und Merkmale für die Qualität der pflegerischen Versorgung ausgemacht (Hasseler & Stemmer 2018:30-33).

Die durch die Arbeitsgruppe identifizierten Kennzeichen/Merkmale hatten zuerst nur den Charakter von Begriffen. Diese mussten nun konzeptionell gefüllt werden. Die dazu erforderlichen Arbeitsschritte wurden eng mit der GKV abgestimmt. In einem ersten Schritt wurden die identifizierten Kennzeichen und Merkmale einer systematischen Recherche unterzogen. Die Suche erfolgte über die Suchportale PubMed, CINAHL, Livivo, Carelit und Psyndex. Für jeden Indikator wurde vorher eine Frage formuliert, die es mittels der Recherche zu beantworten galt. Diese Recherchefragen stellen eine Verbindung zwischen dem betrachteten Merkmal und dem Pflegebegriff her, um diese in Einklang bringen zu können. Dies ist vor allem nötig, da auch Merkmale existieren, die in der Pflege unspezifisch sind und nicht verwendet werden. Das Wort „Menschenwürde" ist ein Paradebeispiel dafür. Mit dem Ziel der Eingrenzung des Merkmals wurde demnach Fragen gestellt, um das Merkmal spezielle für die Pflege zu definieren:

- Welche Bedeutung hat Menschenwürde für die Pflegebedürftigen?

- Inwieweit wird die Menschenwürde im Pflegekontext bedroht oder verletzt?

- Inwieweit kann das Kennzeichen/Merkmal »Menschenwürde« im Rahmen der Qualitätsmessung in der Pflege genutzt werden?

	Kennzeichen/Merkmal: Individuelle Pflege	Kennzeichen/Merkmal: Hygiene
Recherche-leitende Fragen	– Bedeutung für Pflegebedürftige, in Pflege und Betreuung Tätige und Pflege-einrichtungen; – Förderliche oder hinderliche Faktoren; – Messbarkeit	– Standards oder Richtlinien für ambulante/stationäre Pflege – Spezifische Herausforderungen ambulante/stationäre Pflege – Hygiene und Qualitätssicherung – Messbarkeit
Stand der Literatur	– Kriterien individueller Pflege – produktive Aufnahme persönlichkeitsprä-gender Aspekte wie Erfahrungen, Verhalten, Gefühle, Urteile (Radwin und Alster 2002) – Umsetzbarkeit individueller Pflege: z. B. Primary Nursing – Unterstützende Pflegedokumentation	– Epidemiologische Relevanz von healthcare-associated infections (HAI) und MRSA (KRINKO 2014) – Risikofaktoren für HAI – Ansatzpunkte zur Prävention von HAI – Zusammenhang HAI – Pflegestufe – Gefährdung Pflegende – MRSA-Infektion
Rechtliche Aspekte	Vorgaben in SGB XI: – Individueller Pflegeplan (§ 18 SGB XI) – Individuelle Pflegeberatung (§ 7 SGB XI) – Förderung von Maßnahmen zur Ver-besserung des individuellen Wohnumfeldes (§ 40 SGB XI)	Vorgaben Infektionsschutzgesetz, u. a. – Verpflichtung von Einrichtungen zur Erstellung von Hygieneplänen Vorgaben Landes-Heimgesetze – Nehmen Vorgaben aus Infektionsschutzgesetz auf – § 113 SGB XI Einhaltung hygienischer Standards
Mindest-standards	Jenseits der rechtlichen Vorgaben wurden keine Mindeststandards identifiziert.	Empfehlungen der KRINKO beim Robert Koch-Institut u. a. – Einsatz eines/einer Hygienebeauftragten – Einsatz einer Hygienekommission – Kooperation mit niedergelassenen Ärzten – Sicherstellung einer adäquaten Händehygiene/Händedesinfektion – Gefährdungsangepasstes Tragen von Schutz-kleidung (KRINKO 2005) S1-Leitlinie »Hygienebeauftragte(r) in Pflege-einrichtungen und anderen betreuten gemein-schaftlichen Wohnformen« (Deutsche Gesellschaft für Krankenhaushygiene 2012)

Abbildung 4: Skizzierung der Vorgehensweise der Merkmale
Quelle: Hasseler & Stemmer 2018:33

Die Merkmale wurden in einem Fragenkatalog erläutert. Darunter fallen Kriterien wie die rechercheleitende Frage, zusammenfassende Kennzeichenbeschreibung, Stand der Literatur, Rechtliche Aspekte, Mindeststandards, Mindestanforderungen, zentrale Aspekte für die Qualitätsmessung, Beziehungen zwischen den Merkmalen und ein Literaturverzeichnis (Hasseler & Stemmer 2018:31-34).

4 Notwendigkeit von Qualität in der Praxis

Laut Knon et al. (o.J.:12-19) ist es notwendig ein Management in der Pflege einzuführen, dass dafür zuständig ist die Qualität und einen gewissen Standard der Qualität in einer

Einrichtung sicher zu stellen. Diese haben vorwiegend die Aufgabe sowohl in der stationären als auch in der ambulanten Pflege die Qualität und die Expertenstandards ständig zu überprüfen und aufrecht zu erhalten und stets an den aktuellen und wissenschaftlich belegten medizinisch-pflegerischen Erkenntnissen anzupassen. Diese Expertenstandards sollen als Instrument nach aktuellen Erkenntnissen in der Praxis immer stärker mit eingebracht werden. Im Alltag der Pflege gilt es beispielsweise bei Qualitätsprüfungen die Implementierung zu messen, inwiefern sie fachgerecht angewendet wird. Zusätzlich hat diese Art von Vorgehen eine hohe juristische Bedeutung (Hensen 2019:71-74).

In der ambulanten Pflege gibt es eine Vielzahl von Faktoren, die die Qualität vor Ort tendenziell einschränken könnten. Dies liegt vor allem daran, dass die Ressourcen teilweise ein ganz anderes Spektrum aufweisen als es bei den stationären Einrichtungen der Fall ist. Demnach wird die Einflussnahme auf die Qualität der Pflege durch einige Faktoren beeinflusst und eingeschränkt. Faktoren, die die Qualität dementsprechend beeinflussen können, sind demnach zum einen Personen wie zum Beispiel pflegende Angehörige, Personal weiterer Dienstleistungen oder der zu Pflegende Patient selbst. Oder auch weitere Faktoren wie die Fähigkeiten und Fertigkeiten dieser Person und wie sie in der Lage ist nach aktuellem Stand die Pflegequalität zu erbringen. Ein großer und erheblicher Nachteil der ambulanten Pflege ist des Weiteren, dass der Zugang nicht den ganzen Tag gewährleistet ist. Infolgedessen kann die Pflegequalität nicht in dem hohen Maße eingehalten werden, wie es in der stationären Pflege der Fall ist. In der stationären Pflege gibt es eine Überwachung der Patienten rund um die Uhr und auf Veränderungen des Patienten kann in kürzester Zeit reagiert und agiert werden, wodurch die Qualität vor Ort angehoben wird. Diese Überwachung kann in dieser Qualität in der ambulanten Pflege nicht erreicht werden. Zusätzlich kann bei der ambulanten Pflege keinerlei Einfluss auf die häuslichen oder weiteren äußerlichen Umstände genommen werden, die möglicherweise zu einer höheren Qualität führen könnten und die Pflegequalität vereinfachen und verbessern würde (Bleses & Busse 2020:49-55, Büscher et al. 2018:56-62).

5 Fazit und Ausblick

Ziel dieser Arbeit war es vor allem eine Verbesserung der MDK an einem Fallbeispiel deutlich zu machen und ein theorie- und wissenschaftlich hergeleitetes Qualitätsverständnis für die systematischen Zusammenhänge von Kennzeichen/Merkmalen und Indikatoren pflegerischer Versorgung zu entwickeln, die zur besseren Messung und Prüfung von Qualität in der Pflege beitragen. Relevante Kennzeichen/ Merkmale für Qualität in der Pflege wurden identifiziert und – wie in diesem Beitrag kurz skizziert – auf der Grundlage einer Literaturrecherche beschrieben. Die Grundlagen wurden in dieser Arbeit dazu beschrieben. In den nächsten Schritten ist es demnach des Weiteren wichtig die Ableitung und Entwicklung von Kriterien voranzutreiben und daraus verwendbare Messinstrumente zu definieren. Diese sollen auf langzeitlicher Sicht die Anforderungen der Relevanz, die Vergleichbarkeit und Nachvollziehbarkeit von Qualitätsberichten stärken, um mehr Informationsgehalt aus ihnen ziehen zu können.

Diese Arbeit hat gezeigt, dass Qualitätsmanagement eine systematische Ausrichtung und Steuerung aller nur mit einzubeziehenden Faktoren und Handlungen eines Unternehmens auf die Qualität mit einberechnet und auf die Erfüllung aller Kundenanforderungen abzielt. Es wurde zusätzlich deutlich, dass das Erreichen einer hohen Qualität in der Pflege von einigen Kriterien abhängt. Dazu zählen vor allem ein kundengerechtes Arbeiten, die permanente Zufriedenstellung des Kunden, das Vermeiden von Fehlern, das Beseitigen von Risiken und Einschränkungen der Gesamtqualität, ein zielorientiertes Handeln, ständige Verbesserungen in allen Bereichen und das Berücksichtigen und Einbringen von aktuellen Erkenntnissen aus der Wissenschaft, das Streben nach Innovation und das individuelle Handeln je nach Patient und Situation und das Vorhandensein von motivierten und qualifizierten Mitarbeitern und Führungskräften.

Die Pflege und hauswirtschaftliche Versorgung sollen den pflegebedürftigen Menschen helfen, trotz ihrer benötigten Hilfe ein möglichst selbstständiges und selbstbestimmtes Leben unter Wahrung der Privat- und Intimsphäre zu führen, dass der Würde des Menschen entspricht. Die Leistungen der Pflege und hauswirtschaftlichen Versorgung streben Lebensqualität und Zufriedenheit des pflegebedürftigen Menschen unter Berücksichtigung seiner Biographie und Lebensgewohnheiten an. Die Pflege und hauswirtschaftliche Versorgung sind darauf auszurichten, die körperlichen, geistigen und seelischen Kräfte der pflegebedürftigen Menschen wiederzugewinnen oder zu erhalten; dabei ist auf eine Vertrauensbasis zwischen dem pflegebedürftigen Menschen und den an der Pflege und hauswirtschaftlichen Versorgung Beteiligten hinzuarbeiten. Die Pflege soll vor allem fachlich kompetent nach dem allgemeinen anerkannten Stand medizinisch-pflegerischer Erkenntnisse bedarfsgerecht und wirtschaftlich erbracht werden.

In dieser Arbeit wurde zusätzlich deutlich, dass es in der Pflege noch in viele Bereichen Bedarf an einem besseren Qualitätsmanagement mangelt und demnach wissenschaftlich einiges aufzuarbeiten ist. Vor allem wurde klar, dass es noch kein klares und allgemein gültiges Verfahren gibt mit ausgewählten Kriterien, um die Qualität in der Pflege bewerten zu können und mit anderen Fallbeispielen vergleichbar machen zu können. Insbesondere der Unterschied zwischen der ambulanten und stationären Pflege und deren verschiedenen Möglichkeiten die Qualität zu überprüfen ist enorm. Wie oben erwähnt ist die Qualität der Pflege von zahlreichen Faktoren beeinflusst und nur im Zusammenspiel aller Faktoren zu bewerten. Auch der Einfluss der professionellen Einrichtungen ist vor allem in der ambulanten durch eine Vielzahl von äußeren Einflüssen nicht immer auf einem hohen Standard halten zu können. Die äußeren Einflüsse können divers sein und die Überwachung und der Zugang in der ambulanten Pflege sind der, der stationären Pflege unterlegen.

Qualitätsmanagement erfordert die Festlegung von Zielen. Die Maßnahmen und Verfahren zur Erreichung der Qualitätsziele werden durch einen stetigen Prozess der Planung, Ausführung, Überprüfung und ggf. Verbesserung bestimmt. Die Leitung muss sicherstellen, dass geeignete Prozesse der Kommunikation innerhalb des ambulanten Pflegedienstes eingeführt werden. Qualitätsmanagement erfordert die Einbeziehung der Erwartungen und Bewertungen der pflegebedürftigen Menschen. Der ambulante Pflegedienst trägt damit zu einer möglichst hohen Zufriedenheit der pflegebedürftigen Menschen bei. Er stellt die Aufnahme, Bearbeitung und ggf. Lösung von Kundenbeschwerden sicher.

Literaturverzeichnis

Bleses P., Busse B. (2020): Digitalisierung der Pflegearbeit in der ambulanten Pflege: Herausforderungen und Gestaltungsmöglichkeiten guter Arbeitsqualität. In: Digitalisierung der Arbeit in der Langzeitpflege als Veränderungsprojekt. Springer Vieweg, Berlin, Heidelberg. doi: 10.1007/978-3-662-60874-6_4.

Büscher A., Klie T. (2013): Perspektivenwerkstatt 2013. Qualitätsentwicklung und Lebensweltorientierung in der häuslichen Pflege. Abschlussbericht für das ZQP, Berlin.

Büscher A., Krebs M. (2018): Qualität in der ambulanten Pflege. Pflege-Report 2018, S. 1-8. doi: 10.1007/978-3-662-56822-4_11.

Büscher A., Wingenfeld K., Wibbeke D., Loetz F., Gruber E.-M., Stomberg D. (2018): Entwicklung der Instrumente und Verfahren für Qualitätsprüfungen nach §§ 144 ff. SGB XI und die Qualitätsdarstellung nach § 115 Abs. 1a SGB XI in der ambulanten Pflege. Hochschule Osnabrück/Universität Osnabrück.

DiGiorgio L., Filippini M., Masiero G. (2015): Is higher nursing home quality more costly?. In: The European Journal of Health Economics Vol. 17, S. 1011-1026. doi: 10.1007/s10198-015-0743-4.

Eggert S., Sulman D., Kammradt M. (2013): Perspektivenwerkstatt 2013: ZQP-Fokus: Qualität in der häuslichen Pflege. Hrsg.: Zentrum für Qualität in der Pflege (ZQP), Berlin. 15 S.

Ewers M. (1996): Case management: Angelo-amerikanische Konzepte und ihre Anwendbarkeit im Rahmen der bundesdeutschen Krankenversorgung. Paper der Arbeitsgruppe Public Health, S. 96-208, Berlin.

Fischer G.C., Kuhlmey A., Lauterbach K.W., Rosenbrock R., Schwartz F.W., Seriba P.C., Wille E. (2000): Bedarfsgerechtigkeit und Wirtschaftlichkeit.

Geraedts M., Holle B., Vollmar H.C., Bartholomeyczic S. (2011): Qualitätsmanagement in der ambulanten und stationären Pflege. In: Bundesgesundheitsblatt – Gesundheitsforschung – Gesundheitsschutz 54 (2), S. 185-193. doi: 10.1007/s00103-010-1199-4.

Görres S., Hasseler M., Mittnacht B., Munderloh E., Reischuck E. (2008): Gutachten zu den MDK-Qualitätsprüfungen und den Qualitätsberichten im Auftrag der Hamburgischen Pflegegesellschaft e.V.. lag expert GmbH. 64 S.

Hasseler M., Stemmer R. (2018): Entwicklung eines wissenschaftlich basierten Qualitätsverständnisses für die Pflegequalität. In: Pflege-Report 2018. S. 23-36. doi: 10.1007/978-3-662-56822-4_3.

Hensen P. (2019): Qualitätsmanagement im Gesundheitswesen: Grundlagen für Studium und Praxis. 2., überarbeitete und erweiterte Auflage. Wiesbaden Springer Fachmedien Wiesbaden GmbH.

Knon D., Groß H., Lobinger W. (o.J.): Qualitätsmanagement in der Pflege. ISBN: 3-446-22989-2.

Siefert T. (2019): Der neue Pflege-TÜV – so gelingt die Umsetzung. In: Pflege Zeitschrift, 72 (10), S. 20-22. doi: 10.1007/s41906-019-0167-3.

Sperl D. (1996): Qualitätssicherung in der Pflege: Validierte Pflege im Krankenhaus unter besonderer Berücksichtigung der Intensivpflege. 2., überarbeitete Auflage. Schlütersche Verlagsanstalt und Druckerei GmbH & Co. ISBN: 3-87706-472-8.

Wan T.T.H., Breen G.-M., Zhang N.J., Unruh L. (2010): Improving the Quality of Care in Nursing Homes: An Evidence-Based Approach. ISBN-10:0-8018-9718-1.

BEI GRIN MACHT SICH IHR WISSEN BEZAHLT

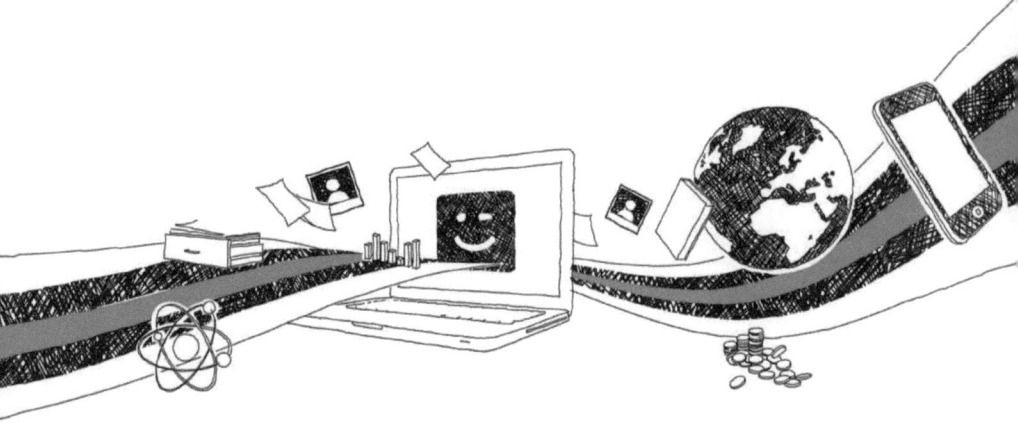

- Wir veröffentlichen Ihre Hausarbeit,
  Bachelor- und Masterarbeit

- Ihr eigenes eBook und Buch -
  weltweit in allen wichtigen Shops

- Verdienen Sie an jedem Verkauf

Jetzt bei www.GRIN.com hochladen und kostenlos publizieren

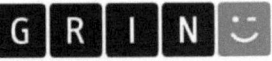